CON GRIN SUS CONOCIMIENTOS VALEN MAS

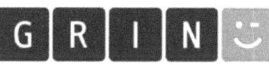

Bibliographic information published by the German National Library:

The German National Library lists this publication in the National Bibliography; detailed bibliographic data are available on the Internet at http://dnb.dnb.de .

Imprint:

Copyright © 2018 GRIN Verlag
Print and binding: Books on Demand GmbH, Norderstedt Germany
ISBN: 9783346055293

This book at GRIN:

https://www.grin.com/document/448211

Natalia Ballesteros

Epidemiología de Sífilis en la Ciudad de Buenos Aires y al rededores

GRIN Verlag

GRIN - Your knowledge has value

Since its foundation in 1998, GRIN has specialized in publishing academic texts by students, college teachers and other academics as e-book and printed book. The website www.grin.com is an ideal platform for presenting term papers, final papers, scientific essays, dissertations and specialist books.

Visit us on the internet:

http://www.grin.com/

http://www.facebook.com/grincom

http://www.twitter.com/grin_com

Natalia Ballesteros

Epidemiología Actual de Sífilis en La Ciudad de Buenos Aires

Técnico Superior de Análisis Clínicos

Buenos Aires, Argentina

2018

1

Dedicatoria

Desde mi humilde lugar, dedico el presente trabajo de investigación, a contribuir con todas aquellas personas que deseen conocer la enfermedad o ampliar su conocimiento, utilizando este pequeño aporte para obtener métodos de prevención, o tener acceso a cuales son las condiciones actuales de la enfermedad en nuestra Cuidad. Por otro lado, también está dedicado a todos los profesionales de la salud de nuestra ciudad, que se dedican a la investigación y que trabajan día a día con esfuerzo y dedicación para mejorar la calidad de vida de toda la población.

Agradecimientos

A mis padres

A mis padres, Nelson y Rogelia por ser el pilar fundamental en todo lo que soy, en toda mi educación, tanto académica, como de la vida, por su incondicional apoyo, amor y sus ejemplos de lucha y sacrificio para ser mejor persona en todo sentido de la palabra.

A mi esposo

Alberto, quien me acompaño a lo largo de la carrera brindándome su apoyo, amor, y contención haciendo posible la culminación de mis estudios.

A mis familiares

A mi hermana Viviana, quien me brindo gran ayuda y apoyo incondicional, haciendo posible la culminación de mis estudios. A mis hijos, Camila, Benjamín y Eloy por inspirarme a mejorar como madre y profesional. A Mabel, por su gran ayuda. Y a todos aquellos que participaron directa o indirectamente en este tramo de mi vida.

A mis Profesores

A los profesores Gabriela Musso Y Lucas Meneses quienes me ayudaron en asesorías y dudas presentadas en la elaboración de la tesina. A todos los profesores del Instituto de quienes me llevo un invalorable tesoro y quienes con compromiso y dedicación nos brindaron conocimiento y amor por la profesión. Y en especial a aquellos que dejaron una huella en mi corazón y fueron fuente de inspiración.

Abstract

Sexually transmitted diseases (STDs), such as syphilis, are of great importance within the public health problem at the global level. In our country, syphilis disproportionately affects certain risk groups, such as men who have sex with men, sex workers, among others. A highly vulnerable group is that of pregnant women, in which the prevention of mother-to-child transmission is part of a central public health strategy.

Current epidemiological data reveal that the cases of Syphilis tripled in our country between 2011-2017, said figures are alarming. On the other hand studies on Syphilis nowadays say that most of the strains of the bacteria that cause the disease have resistance to azithromycin, the most used antibiotic after penicillin. Therefore, the main objective of this work is to obtain estimates of the prevalence of syphilis in the most exposed groups, as well as the study of behaviors associated with an increased risk of transmission, the effectiveness of current treatments, access to preventive interventions and the factors that determine this access.

Abstracto

Las enfermedades de transmisión sexual (ETS), como la sífilis, revisten gran importancia dentro de la problemática de salud pública a nivel global. En nuestro país la Sífilis afecta de manera desproporcionada a determinados grupos de riesgo, como los son los hombres que tienen sexo con hombres, las trabajadores sexuales, entre otros. Un grupo de gran vulnerabilidad es el de las mujeres embarazadas, en las que la prevención de la transmisión materno-infantil forma parte de una estrategia central de salud pública.

Datos epidemiológicos actuales revelan que se triplicaron los casos de Sífilis en nuestro país entre el 2011-2017, dichas cifran resultan alarmantes. Por otro lado estudios realizados sobre la Sífilis en la actualidad dicen que la mayoría de las cepas de la bacteria que causa la enfermedad presentan resistencia a la azitromicina, el antibiótico más usado después de la penicilina. Por todo ello el objetivo principal de este trabajo es la obtención de estimaciones de la prevalencia de Sífilis en los grupos más expuestos, así como el estudio de los comportamientos asociados a un mayor riesgo de transmisión, las eficacias de los tratamientos actuales, el acceso a las intervenciones preventivas y los factores que determinan este acceso.

INDICE

CAPITULO I

1. Introducción

La sexualidad cumple un papel muy importante desde el punto de vista emocional, afectivo y social que va mucho más allá de la finalidad reproductiva. En la actualidad en nuestro país, la mayoría de los jóvenes empiezan a tener relaciones sexuales antes de cumplir los 18 años.

La gente joven es vulnerable a contraer enfermedades de transmisión sexual (ETS), ya sea por razones biológicas o por razones de conductas, como la ausencia de protección durante las prácticas sexuales y las relaciones con múltiples compañeros.

"Las infecciones de transmisión sexual (ETS) se encuentran entre las principales causas de enfermedad en el mundo con consecuencias económicas, sociales y sanitarias como por ejemplo lo es la Sífilis" (. Organización Panamericana de la Salud, 2004). La prevención de las infecciones de transmisión sexual varía de acuerdo con la información disponible y según la edad de la iniciación sexual.

A nivel mundial, las tasas más altas de (ETS) que se han reportado corresponden a personas jóvenes entre los 15-19 años y los 20-24 años, cuya actividad sexual se inicia en torno a los 14 años de edad.

La educación sexual es un tema de permanente debate en la actualidad, debido al incremento pronunciado de las cifras no solo de embarazos no deseados sino también de las enfermedades de transmisión sexual como la Sífilis. "En nuestro país los casos de Sífilis se triplicaron entre el año 2011 y 2017, la mayoría de los casos se da entre jóvenes de entre 17 y 30 años". Según datos del Ministerio de Salud de la Nación, mientras que en el 2011 se notificaron 3875 casos, en 2017 se reportaron 11709 casos.

Según un grupo de investigadores de diferentes lugares mundo del que formó parte María Pando, investigadora adjunta del CONICET en el Instituto de Investigaciones Biomédicas en Retrovirus y Sida (INBIRS, CONICET-UBA). El resurgimiento de la sífilis como problema de salud a nivel global responde a la mayor circulación de variantes de Treponema pallidum resistentes al algunos de los antibióticos usualmente utilizados. Si bien estas variantes no han mostrado aun ser resistentes a la penicilina, si lo son a la azitromicina, la cual suele aplicarse a pacientes que por distintos motivos no pueden ser tratados con la primera. "La alergia a la penicilina o la imposibilidad de recibir antibióticos de forma inyectable son alguna de las razones por las que en ocasiones se deben buscar terapias alternativas". (CONICET, 2017)

Según datos relevados por HAF Argentina "Está comprobado que tanto la Sífilis como otras infecciones de transmisión sexual (ETS), se previenen utilizando preservativo, aunque en el último tiempo haya disminuido su uso significativamente".(P,5)

Por todo lo expuesto, se pretende por medio de este Trabajo de investigación, estimar la prevalencia de sífilis y los comportamientos de riesgo. Analizar el acceso a las estrategias preventivas, la eficacia de los tratamientos actuales y los factores asociados en la población de mayor riesgo.

1.1 Planteo del Problema

La sífilis es una de las enfermedades más estigmatizadas, histórica y socialmente controvertida por ser una enfermedad de transmisión sexual.

La Sífilis conocida como ETS (enfermedad de transmisión sexual) causa complicaciones y hasta la muerte a largo plazo. Aunque es una enfermedad de larga data cuyos primeros casos se registraron allá por el siglo XV cuando desató una pandemia en Europa que la convirtió en una de las enfermedades más temidas en la historia humana. Recién hacia mediados del siglo XX, con el hallazgo de la penicilina como un antibiótico efectivo contra ésta enfermedad, se pudo controlar su expansión y disminuir notoriamente su prevalencia. No obstante, la sífilis volvió a emerger en el mundo en las últimas décadas. En nuestro país no solo sigue vigente como una de las enfermedades de transmisión sexual más frecuentes, sino que registró un aumento de los casos de sífilis, según los últimos datos del Boletín Epidemiológico del Ministerio de Salud (2017) que mostró que en" Buenos Aires, la provincia más poblada del país, el incremento fue casi de 30% entre 2015 y 2016, por lo que profesionales de la salud advierten sobre la disminución del uso de preservativos en las relaciones sexuales" (TELAM, 2017), vale decir que en los últimos 6 años se triplicó el número de casos. Según la Organización Mundial de la Salud, "se dan 12 millones de infecciones nuevas de sífilis cada año, 3 de ellos en América Latina y el Caribe, por lo que es la zona con mayor tasa de infección del mundo". Todo lo cual indica que deberíamos retomar el impulso de las campañas de prevención de las (ETS).

Este alarmante panorama de la actualidad, me llevan a plantear mediante este trabajo de investigación los siguientes cuestionamientos:

- ¿Cuáles son las conductas que aumentan este número de casos?
- ¿A qué se debe la disminución en el uso del preservativo?
- ¿Cuál es la eficacia de los tratamientos actuales?
- ¿Con que nivel de información sobre Sífilis cuenta la población de la Ciudad de Buenos Aires?
- ¿Cuáles son las medidas de prevención que adoptan los jóvenes para prevenir las (ETS)?
- ¿Qué pasa con las mujeres embarazadas? ¿Cuál es la importancia del diagnóstico precoz?
- ¿Qué medidas a nivel nacional están faltando para erradicar esta enfermedad?
- ¿Toda la población de Ciudad de Buenos Aires cuenta con acceso a las estrategias de prevención de la Sífilis como (ETS)?
- ¿las múltiples parejas sexuales masculinas, incluyendo las parejas ocasionales aumentan los riesgos de contraer Sífilis?

1.2 Objetivos Generales

Estimar la prevalencia de Sífilis en las poblaciones de la ciudad de Buenos Aires. Determinar la población de riesgo y analizar el acceso a las principales estrategias preventivas y los factores asociados.

1.3 Objetivos Específicos

- Identificar las conductas de riesgo de la población de la ciudad de Buenos Aires.
- Determinar cuáles son los factores que obstaculizan el acceso a las estrategias preventivas de la Sífilis.
- Establecer los beneficios de Conductas preventivas y diagnostico precoz, atendiendo todas las variables, en cuanto a las causas que puedan llegar a surgir a partir de esta investigación.

1.4 Justificación

En diversos estudios se ha comprobado que el estilo de vida es uno de los principales determinantes de salud de la población. Para conseguir la adopción de comportamientos saludables, se deben analizar previamente cuales son los factores que facilitan u obstaculizan la conducta, y cuales las consecuencias que impactaran sobre la salud de manera significativa, ya sea fortaleciéndola o deteriorándola.

Una conducta saludable es una acción llevada a cabo por una persona para mantener, lograr o recuperar la salud y para prevenir la enfermedad. La conducta saludable refleja la opinión de cada persona sobre la salud.

La conducta promotora de salud ha sido definida por Pender (1987) "como aquella que inicia cualquier grupo de edad para conservar o incrementar el bienestar óptimo, la auto-actualización y la satisfacción personal". También podría definirse como "los esfuerzos por reducir las conductas patógenas y fomentar la práctica de conductas protectoras de la salud" (Hoyos, 2011).

Este trabajo de investigación busca poner de manifiesto cuales son las causas, las conductas y los estilos de vida, que llevaron a triplicar los casos de Sífilis en los últimos años. Analizar cuáles son los factores que obstaculizan el acceso a las estrategias preventivas. Encontrar las respuestas a estos interrogantes seria de suma utilidad para implementar mejoras en las políticas de promoción de la salud, contemplando todas y cada una de las variables que impactan directamente sobre el aumento de la prevalencia de esta enfermedad.

La relevancia de esta investigación radica en que desde nuestro lugar como agentes de salud podamos intervenir en acciones de prevención, promoción y detección de la Sífilis. Tomando conocimiento de los factores afectantes se pretende concientizar al equipo de salud para que trabaje anticipadamente y de manera interdisciplinaria, desarrollando los programas existentes y haciendo pleno uso de todos los recursos disponibles.

1.5 Metodología

Para llevar a cabo esta investigación sobre prevalencia de Sífilis, se realizará un estudio de tipo Epidemiológico descriptivo y transversal, con el uso de fuentes secundarias, procediéndose a hacer un análisis de tipo cualitativo de dichas fuentes. Se estudiaran los casos hombres y mujeres sexualmente activos de entre 17 y 55 años de edad, reportados desde 2011 al 2017, según datos epidemiológicos del Ministerio de Salud de la Nación Argentina.

Las fuentes a utilizar son:

Ministerio de Salud de la Nación Argentina.

Ministerios de Salud de la Provincia de Buenos Aires

OPS/OMS Argentina

Consejo Nacional de Investigaciones Científicas y Técnicas

UNFPA, OMS y ONUSIDA

AHF Argentina.

Consejo Nacional de Investigaciones Científicas y Técnicas.

Se procederá a realizar un análisis documental de los elementos incluidos en las publicaciones científicas, boletines oficiales e investigaciones que se hayan hecho sobre Sífilis en el periodo de estudio que nos compete.

El análisis intentará determinar cuáles son los principales obstáculos para erradicar dicha enfermedad. Se hará énfasis en la implementación del uso masivo de todas las estrategias preventivas, animando a los profesionales y agentes de Salud a promover desde su lugar capacitación, asistencia y medidas de prevención de las (ETS)

2. Marco Teórico

Las enfermedades de transmisión sexual traen consigo un estigma a quien las padece, ya que buena parte la sociedad poco sensibilizada estigmatiza aún a las personas que las sufren. Las (ETS) llamadas también enfermedades venéreas, deben su nombre a Venus, diosa romana del amor. De hecho, con una de estas enfermedades, la sífilis, había un dicho en la antigüedad: "Una noche con Venus y una vida con Mercurio", debido a a los que la contraían se les trataba con mercurio, lo cual resultaba más toxico que beneficioso acarreando una vida muy difícil de sobrellevar a quienes la padecían. El nombre de esta ETS producida por la bacteria Espiroqueta Treponema Pallidum, se lo debemos al renacentista Girolamo Fracastoro, poeta y cirujano veronés que escribió un poema en el que un pastor llamado Sífilus era castigado con la enfermedad por el dios Apolo, a quien había desafiado, y que más tarde le sirvió para nombrarla en su libro de medicina sobre enfermedades infecciosas De contagionibus (1546).

A la sífilis, además de habérsela conocido con denominaciones neutras como como búa, buba, mal de bubas, lúes venérea o avariosis, en distintos lugares y momentos de la historia, sobre todo entre los siglos XV y XVII, se la ha llamado "mal Napolitano" por parte de los Franceses, "enfermedad Polaca" por los Rusos, "Británica" por los Haitianos y "cristiana" por los Turcos; los Neerlandeses, los Portugueses y los Italianos se la han atribuido a los Españoles como "enfermedad Española", "mal Español" y "sarna Española", y los Españoles, a su vez, se han referido a ella como "mal Francés" o "morbo Gálico". Todos soportando epidemias de sífilis. (Hipertextual, 2015)

La primer epidemia registrada de sífilis en Europa se originó pocos años después del descubrimiento de América. Se realizaron estudios sobre esqueletos de habitantes americanos precolombinos, con lesiones realmente propias de la enfermedad. Desde entonces, se siguen acumulando pruebas de que el progenitor de la sífilis vino desde América con la tripulación de Colón. Todo apunta a que una variante de treponema tropical americana mutó para resistir al clima europeo, más frío e higiénico, transformándose en la tenaz venérea que hoy conocemos. Señalo (Armengalo, 2013)

En países de bajos ingresos y medios, la Sífilis es un problema relativamente común, siendo una fuente de morbilidad, incluidos los resultados adversos del embarazo y la aceleración de la transmisión del VIH. Por el contrario, en Europa Occidental y las Américas, las tasas de la enfermedad tienden a fluctuar periódicamente, desafiando tanto a los clínicos como a los sanitaristas durante y después de la aplicación de las medidas de control, solo para reaparecer después de un período de menor incidencia de la enfermedad. La incidencia de sífilis ha vuelto a aumentar en Europa occidental y las Américas, y ahora se desarrolla desproporcionadamente entre los hombres que practican sexo con otros hombres.

Las manifestaciones clínicas, el poder de transmisión a otros y el tratamiento recomendado varían en función de la historia natural de la infección: Aunque es fácilmente reconocible por su nombre, tanto por los profesionales médicos como por la población en general, a veces los, esfuerzos para controlarla se han visto obstaculizados por la poca familiaridad con sus primeras manifestaciones clínicas, y su diagnóstico.

2.1 Descripción de la enfermedad

La Sífilis es una enfermedad infecto-contagiosa de transmisión sexual (ETS) producida por una bacteria de tipo ESPIROQUETA denominada TREPONEMA PALLIDUM. Tiene un periodo de incubación aproximado de 2 a 3 semanas con un rango entre 10 y 90 días. Se transmite por vía sexual a través de microabrasiones en las mucosas o en la piel, y alcanza rápidamente el torrente sanguíneo para diseminarse a otros tejidos. (Invest., 2011).

Debido a que las lesiones sifilíticas muchas veces suelen ser asintomáticas y pueden aparecer en regiones del cuerpo donde podrían pasar desapercibidas, no todas las personas infectadas tienen signos y síntomas claros de cada una de las etapas clínicas de la infección. Dicha infección se transmite por vía sexual a otros, solamente durante los estadios tempranos, primario y secundario, sin embargo, la transmisión congénita puede ocurrir años después de entrar en latencia.

Foto: http://www.cdc.gov/std/syphilis/images/treponema-pallidum.htm

2.2 Signos y síntomas

Muchas personas no presentan síntomas durante años, pero aun así enfrentan el riesgo de tener complicaciones en la fase avanzada si no se trata la enfermedad.

La sífilis se transmite de una persona infectada a otra, por medio de relaciones sexuales (vaginales, anales u orales) sin protección, a través del contacto con las lesiones de la piel o de las mucosas llamadas ulceras sifilíticas.

Aunque los chancros Sifilíticos en los hombres sean más frecuentes en el pene distal, pueden localizarse en casi cualquier lugar donde se produjo el contacto directo con la lesión de otra persona infectada, por otro lado, en las mujeres a veces pueden pasar desapercibidas, pero están bien descritas en la vagina y el cuello uterino, en el recto y zonas vecinas, en la boca y, en otras partes del cuerpo potencialmente expuestas, como los dedos y el cuello.

Las úlceras genitales que imitan los chancros, comúnmente son manifestaciones del herpes genital, pero pueden estar causadas por un chancro sifilítico, traumas, erupciones por fármacos u otros procesos dermatológicos.

Los síntomas aparecen 2 o 3 semanas después del contacto sexual y consta de tres etapas:

1° Etapa:

Está marcada por la aparición de una o varias úlceras llamadas chancro, por lo general el chancro es firme, redondo, con bordes sobre elevados, pequeño e indoloro. Aparece en el sitio por donde la bacteria entro al organismo. Esto suele ocurrir dentro de las 3 semanas de exposición, pero este período puede variar de 10 a 90 días. Una persona tiene altas probabilidades de contagiar durante la etapa primaria.

- En los hombres, un chancro a menudo aparece en la zona genital, generalmente (pero no siempre) en el pene. Estas llagas generalmente son indoloras
- En las mujeres, los chancros pueden desarrollarse en la zona externa de los genitales o en la parte interna de la vagina. Un chancro puede pasar desapercibido si se forma dentro de la vagina o en la abertura al útero (cuello uterino), porque las llagas generalmente son indoloras y no se ven fácilmente.
- Puede ocurrir inflamación de los ganglios linfáticos cerca de la zona del chancro.
- También es posible que se produzca un chancro en una zona del cuerpo distinta de los genitales.
- El chancro dura de 3 a 6 semanas, y desaparece solo sin ningún tipo de tratamiento y puede dejar una cicatriz delgada. Pero a pesar de que el chancro se haya curado, la sífilis aún está presente y una persona todavía puede transmitirle la infección a otros.

Foto: http://es.slideshare.net/tvhr12/sfilis-34604675

2° Etapa:

En la segunda etapa, luego de 6 meses aparece la sífilis secundaria, donde se produce el síndrome clínico de la sífilis más comúnmente reconocido, particularmente en las mujeres y los hombres que tienen sexo con hombres, posiblemente debido a que las lesiones vaginales internas o las ano-genitales indoloras de la sífilis primaria han pasado desapercibidas. Más tarde, o a veces en forma coexistente con la lesión primaria, las manifestaciones secundarias de la infección resultan en la diseminación de la infección por vía hemática. Con frecuencia, se desarrolla un salpullido en el cuerpo y, por lo general, incluye las palmas de las manos y las plantas de los pies.

- El salpullido suele consistir en llagas en la piel marrón rojizas, pequeñas, sólidas, y planas o abultadas que miden menos de 2 cm. El salpullido puede parecerse a otros problemas en la piel más comunes.

- Puede haber pequeñas llagas abiertas en las membranas mucosas. Las llagas pueden contener pus, o puede haber llagas húmedas que tienen el aspecto de verrugas (condilomas planos).

- En personas de piel oscura, es posible que las llagas sean de un color más claro que la piel de alrededor.

El salpullido suele sanar sin dejar cicatriz dentro de 2 meses. Después de sanar, puede haber un cambio en el color de la piel. Pero a pesar de que el salpullido se haya curado, la sífilis aún está presente y una persona todavía puede transmitirles la infección a otros.

Cuando la sífilis se ha propagado por todo el organismo, la persona puede tener:

- Fiebre generalmente inferior a 38°C.

- Dolor de garganta.

- Una sensación imprecisa de debilidad o de molestia por todo el cuerpo.

- Pérdida de peso.

- Caída del pelo por sectores, especialmente de las cejas, las pestañas y el cuero cabelludo.

- Inflamación de los ganglios linfáticos.

- Síntomas del sistema nervioso de la sífilis secundaria, los cuales incluyen rigidez en el cuello, dolores de cabeza, irritabilidad, parálisis, reflejos desiguales y pupilas irregulares.

Después de la resolución de las manifestaciones secundarias, la sífilis entra en una fase latente en la cual las manifestaciones están ausentes y la infección solo puede detectarse mediante pruebas serológicas.

Foto: http://www.elsevier.es/es-revista-medicina-clinica-2-articulo-sifilis-secundaria-13154524

Sífilis latente

Si no recibes tratamiento para la sífilis, la enfermedad pasa de la etapa secundaria a la etapa latente (oculta), en la cual no tienes síntomas. La prueba de sangre es casi siempre positiva y es así como se descubre la enfermedad. La etapa latente puede durar años. Es posible que los signos y síntomas no vuelvan a presentarse nunca, o bien la enfermedad puede progresar a la tercera etapa (etapa terciaria).

3° Etapa:

Llamada terciaria o fase latente (oculta) puede durar años en aparecer y en el 15% de las personas que no reciben tratamiento la fase latente o terciaria puede aparecer a los 10 o 20 años después de haberse adquirido la infección. Los síntomas de la sífilis terciaria dependen de qué sistemas orgánicos han sido afectados, varían ampliamente y son difíciles de diagnosticar. En los individuos con sífilis terciaria, los estadios primarios y secundarios de la sífilis generalmente ya han sido olvidados. Los hallazgos médicos de aneurismas aórticos y problemas neurológicos exigen una capacidad de diagnóstico sagaz para relacionarlos con la sífilis.

Algunos de los problemas sintomáticos se mencionan a continuación:

- Sífilis cardiovascular que afecta la aorta y causa aneurismas o valvulopatía
- Trastornos del sistema nervioso central (neurosífilis)
- Demencia
- Dificultad para coordinar los movimientos musculares
- Parálisis
- Ceguera gradual
- Tumores infiltrantes de piel, huesos o hígado (gomas)

La sífilis terciaria se ve con menos frecuencia hoy que en el pasado, debido a la detección temprana y al tratamiento adecuado.

Foto: http://es.slideshare.net/tvhr12/sfilis-34604675

Cuadro N°1: descripción de las etapas de la Sífilis

Sífilis Infecciosa Temprana	
Tiempo después de exposición	Clasificación
9-90 días	Sífilis Primaria
6 semanas y/o 6 meses (4-8 semanas después de la lesión primaria)	Sífilis Secundaria
Menos de 2 años	Latente Temprana
Sífilis Tardía	
Mas de 2 años	Sífilis Latente
De 3 a 20 años	Sífilis Terciaria
	Sífilis Gummatous
	Sífilis Cardiovascular
	Neurosífilis
Sífilis Congénita	
Del Nacimiento a los 2 años de edad	Sífilis Congénita Temprana
Más de 2 años de edad	Sífilis Congénita Tardía
Nota: La sífilis durante su etapa primaria y secundaria es más infecciosa a otros adultos por el contacto sexual, pero la transmisión también ha sido registrada durante la sífilis temprana latente. La sífilis congénitamente transmisible puede ocurrir en cualquier momento de la sífilis temprana en la madre, incluso en la sífilis latente tardía.	

(SlideShare, 2018)

Sífilis en el embarazo

Se define caso de sífilis gestacional a toda mujer embarazada, puerperia o con aborto reciente con evidencia clínica (ulcera genital o lesiones compatibles con Sífilis secundaria) y/o prueba treponémica (incluido prueba rápida) o no treponémica positiva o reactiva, que no ha recibido tratamiento o tratamiento adecuado para la sífilis durante la presente gestación (Ministerio de Salud d. , Sífilis congénita, 2013.)

Las mujeres embarazadas infectadas por Sífilis pueden transmitir la infección al feto (Sífilis congénita), lo cual provoca resultados adversos en un 80% de los casos. La cifra estimada de embarazos afectados es de dos millones cada año, de estos, alrededor de un 25% termina en muerte fetal o aborto espontaneo y en otro 25% el recién nacido presenta bajo peso al nacer o infección grave, dos factores asociados con un mayor riesgo de muerte perinatal. (Valderrama, 2005)

Los bebés infectados pueden nacer sin los signos o síntomas de la enfermedad. Sin embargo, si no es sometido al tratamiento de inmediato, el bebé puede presentar graves problemas al cabo de unas cuantas semanas, pudiendo padecer cataratas, sordera o convulsiones y hasta la muerte. La mayoría de estos problemas pueden prevenirse, si la madre recibe atención médica de rutina durante el embarazo. La confirmación de infección sifilítica sólo se puede obtener con dos pruebas, una no treponémica, por ejemplo la denominada Venereal Disease Research Laboratory (VDRL) y otra treponémica. Éstas se deben realizar durante el primer trimestre de embarazo o durante la primera consulta prenatal. En lugares de alta prevalencia o en pacientes de alto riesgo y grupos vulnerables se recomienda repetir las pruebas a las 28 semanas del embarazo y en el momento del parto (Ministerio de Salud d. , Sífilis congénita, 2013.)

En Argentina, la tasa de sífilis congénita era en 2014 de 1,32 casos cada 1000 nacidos vivos, de acuerdo con el análisis realizado por OPS/OMS y UNICEF en 2015. Teniendo en cuenta que el número de nacidos vivos en Argentina oscila alrededor de los 750.000 por año, cerca de mil niños nacerían con sífilis cada año.

En la provincia de Buenos Aires, algunas áreas del conurbano, concentran el mayor número de casos de sífilis congénita registrados. El Sistema Informático Perinatal (SIP) en América Latina es una herramienta de vigilancia y monitoreo. Define un Conjunto Básico de Indicadores de salud de la mujer y perinatal permitiendo determinar cobertura y prevalencia de VDRL reactiva perinatal en la Provincia de Buenos Aires. Un análisis reciente de esa base de datos, correspondientes a 78 establecimientos provinciales y municipales que incluye un hospital Nacional, mostró que la prevalencia sobre los datos validados de 106.075 embarazadas, la prevalencia de sífilis fue de 2,2%.

Además, un número de embarazos aún no completamente conocido debido al sub-registro, culminan en aborto espontáneo por la misma causa. Algunas jurisdicciones han estimado una prevalencia cercana al 6% en este grupo de pacientes. ((OPS/OMS) ARGENTINA, 2017)

Es por esto que, dado la alta prevalencia en nuestro país, se aconseja realizar como mínimo tres controles del estatus serológico de sífilis durante el embarazo, considerando un embarazo bien controlado aquel en el que se realiza un control trimestral.

2.3 Diagnostico Tratamiento

Para realizar el diagnóstico de la sífilis, actualmente se cuenta con tres grupos de pruebas. Por examen directo mediante microscopía en campo oscuro y por fluorescencia directa, mediante serología y por cultivo en células epiteliales de conejo. Por serología se tienen dos tipos de pruebas, las pruebas no treponémicas como VDRL y RPR (Rapid plasma reagin) y las pruebas treponémicas como FTAABS (Fluorescent treponemal antibody absorption) o como MHA-TP (Microhemaglutinación para T pallidum)

La microscopía de campo oscuro es la prueba más utilizada para la sífilis primaria sintomática. Para realizarla, la muestra debe ser fluido seroso libre de eritrocitos y residuos de tejidos o también se puede utilizar material obtenido por aspiración de ganglio; de ser necesario se limpia la lesión con solución salina para evitar que ésta estuviera contaminada. También puede ser necesario realizar una abrasión leve de la lesión, para obtener fluido seroso, el cual se coloca directamente en una lámina, la misma debe examinarse antes de transcurridos 20 minutos, debido a que el Treponema pallidum es sumamente sensible al oxígeno, calor, cambios de pH y desecación. No se debe tomar para campo oscuro muestras de cavidad oral, o anal debido a la contaminación con espiroquetas no patógenas. Un resultado negativo de campo oscuro no descarta la sífilis, ya que, podría haber muy pocos gérmenes en la lesión o haberse producido alteraciones debido a algún tratamiento recibido ya sea tópico o sistémico.

En la prueba de fluorescencia directa se pueden diferenciar treponemas patógenas de no patógenos, por una reacción de antígeno-anticuerpo. La muestra se obtiene de manera similar a la de microscopia de campo oscuro, con la variante de que se deja secar al medio ambiente. En esta técnica también se puede trabajar con muestras parafinadas de cualquier tejido, siendo las más frecuentes del cerebro, placenta, cordón umbilical y piel. Un resultado positivo se reporta como treponemas inmunológicamente específicos para T pallidum, observados por inmunofluorescencia directa. Esta prueba es de mayor especificidad.

Las pruebas serológicas no treponémicas incluyen el VDRL, RPR, USR y TRUST, de estas las más usadas son RPR y VDRL.

Todas estas pruebas se basan en antígenos en solución alcohólica, que contienen cardiolipina, colesterol y lecitina purificada en cantidad adecuada para producir reacciones estándares. Son utilizadas para despistaje, son económicas y, también, sirven para evaluar la eficacia del tratamiento. Sus limitaciones consisten en baja sensibilidad en sífilis primaria temprana.

Las pruebas treponémicas emplean como antígeno al T. pallidum y lo que hacen es detectar anticuerpos específicos antitreponémicos. Se utiliza para verificar cuando las pruebas no-treponémicas son reactivas o como pruebas confirmatorias cuando el cuadro clínico es sugestivo, pero la serología es negativa, como ocurre en la sífilis tardía. La FTA-ABS es un método de observación directo, que se utiliza también como confirmación cuando una de las pruebas no-treponémicas es positiva. Es el método de elección para el diagnóstico de la sífilis primaria a partir de las dos semanas después del contagio.

Se utiliza suero inactivado por calor, el que se coloca sobre una lámina donde se encuentra el Treponema pallidum como suspensión (por lo menos 30 microorganismos por campo, luego de un tiempo de incubación, se observa al microscopio de fluorescencia en una habitación oscura. La reacción se reporta en cruces de 1+ a 4+.

Dentro de las nuevas pruebas en el diagnóstico de la sífilis se encuentra la técnica de ELISA que es un método de cuantificación inmunológica que evalúa la reacción antígeno-anticuerpo mediante una reacción enzimática, se pueden detectar una o más inmunoglobulinas o se pueden detectar antígenos específicos para lo cual se utiliza un conjugado, formado por un anti anticuerpo o un antígeno, marcado con una enzima. El antígeno o anticuerpo que se utiliza, es inmovilizado sobre un soporte sólido, de poliestireno, a esto se le adiciona un sustrato (enzima) marcado con un cromógeno que produce una reacción de color que es cuantificado con un lector de ELISA que es un espectrofotómetro modificado.

En la realización de Western blot, también denominado inmunoblot, se utiliza suero y es una técnica que detecta anticuerpos para epítopes específicos en antígenos, previamente separados por electroforesis de alta resolución. Luego estos son transferidos a una membrana de nitrocelulosa reteniendo su posición electroforética y reaccionan con el suero del paciente, si los anticuerpos específicos estuviesen presentes, estos son revelados usando un anti anticuerpo conjugado con una enzima dando como resultado bandas coloreadas en la tira de nitrocelulosa. Esta técnica se utiliza para confirmar los anticuerpos detectados previamente por alguna otra prueba serológica de despistaje.

La técnica de PCR, reacción en cadena a la polimerasa (PCR), amplifica o replica varias veces secuencias específicas de ADN de una muestra que puede ser sanguíneo, exudado y tejido, en algunos el uso de suero o LCR es controversial. La prueba de PCR tiene 785 de sensibilidad y 100% de especificidad, es de gran utilidad en el diagnóstico de sífilis congénita, sífilis tardía y en detectar infección persistente en individuos que han recibido tratamiento ineficaz. Otra de las ventajas de la PCR es que al amplificar ADN específico de Treponema pallidum, se elimina la posibilidad de detectar falsos positivos, además que puede realizarse en gestación temprana, mediante el estudio del líquido amniótico.

Al realizar la PCR el mayor problema, es la contaminación de las muestras con ADN extraño. La Sífilis, se trata y se cura con un antibiótico llamado penicilina G, el mismo se administra por vía parenteral y es utilizado para el tratamiento en las personas cualquiera sea la etapa que este cursando la enfermedad. La duración del tratamiento y la dosis dependerá de la etapa en la que se encuentre dicha enfermedad.

Cuadro N°2: características diferenciales para el diagnostico

Diagnóstico diferencial	
Úlcera genital	Herpes genital (muy común), chancroide, síndrome de Behcet, trauma
Erupción cutánea generalizada	Alergia sistémica, pitiriasis rosada
Erupción palmar y plantar	Dermatitis de contacto, eczema, dermatitis atópica, eritema multiforme, fiebre manchada de las Montañas Rocosas
Linfo adenopatías generalizadas	Síndrome de mononucleosis, linfoma de Hodking
Meningitis aséptica	Exantema viral
Diagnóstico diferencial de las enfermedades que por sus manifestaciones pueden imitar la sífilis	

Tratamiento:

Sífilis Primaria, Secundaria y latente temprana:

La dosis recomendada para adultos es Benzatina Penicilina G 2.4 millones de unidades IM en una sola dosis.

16

Sífilis latente o Sífilis latente de duración desconocida:

Benzatina penicilina G 7,2 millones de unidades en total, administrada en 3 dosis de 2,4 millones de unidades IM cada uno a intervalos de 1 semana.

Sífilis latente tardía y Sífilis terciaria:

Se requiere un tratamiento más prolongado y la dosis recomendada es de 3 dosis de Penicilina G en una semana.

Neuro Sífilis y Sífilis ocular:

Penicilina cristalina acuosa G 18-24 millones de unidades por día, administrados como 3-4 millones de unidades IV cada 4 horas o infusión continua, durante 10-14 días.

Los bebés y niños menores de 1 mes con diagnóstico de Sífilis:

Benzatina penicilina G 50.000 unidades / kg IM, hasta la dosis del adulto de 2.4 millones de unidades en una sola dosis.

Cuadro Nº3: Breve resumen del tratameinto

Tratamiento

Sífilis temprana	Sífilis tardía o duración desconocida	Neurosifilis
• Penicilina benzatinica 2,4 millones U IM DU	• Penicilina benzatinica 7,2 millones U, 3 dosis cada una de 2,4 millones IM intervalo de una semana	• Penicilina cristalina 18.24 millones de U día, 3-4 millones U IV cada 4 horas por 10 a 14 días
Sífilis primaria, secundaria o latente temprana 2,4 millones U previno la infección fetal en un 98%	Reinfección: se recomienda repetir el tratamiento con esquema de penicilina benzatínica 2´400.000 UI/IM, una dosis cada semana hasta completar 3 dosis.	

(SlideShare, 2018)

Tratamiento de la Sífilis en el embarazo:

El Ministerio de Salud de la provincia de Buenos Aires publicó, con el apoyo de la Organización Panamericana de la Salud/Organización Mundial de la Salud (OPS/OMS), un documento sobre la utilización de penicilina benzatínica como tratamiento para la prevención de sífilis congénita en el primer nivel de atención de la salud, con el fin de reforzar las acciones para concretar avances en la iniciativa de eliminación de esta enfermedad.

Dentro de las múltiples causas por las cuales la embarazada no recibe tratamiento adecuado para sífilis, uno de los mayores problemas percibido por todos los municipios participantes fue las dificultades para la aplicación de penicilina benzatínica en el primer nivel de atención

(CAPS) debido, fundamentalmente, a una sobrestimación del riesgo de alergias severas a la penicilina y a la inadecuada indicación para realizar los "test de alergia" previos al tratamiento. ((OPS/OMS) ARGENTINA, 2017)

Existe un consenso unánime tanto a nivel nacional como regional y global en que el único tratamiento considerado adecuado para la prevención de sífilis congénita es la aplicación de penicilina benzatínica. Si bien existen algunas diferencias entre las normas de países de América Latina en relación al número de dosis indicadas, hay que considerar como inadecuado cualquier otro tratamiento antibiótico. Con respecto al uso de penicilina benzatínica en mujeres embarazadas el Ministerio de Salud de la Nación recomienda actualmente:

• Realizar el tratamiento con tres dosis de penicilina benzatínica de 2.4 millones I.M (una por semana).

• Indicar la primera dosis mientras se espera el resultado de la prueba confirmatoria en el caso de que sea diferida dicha confirmación. Si el resultado final no estuviera disponible a la semana se recomienda continuar con la segunda dosis y de no estar disponible el resultado confirmatorio, realizar el tratamiento completo con la tercera dosis.

• Es necesario recordar que si se interrumpe el tratamiento por más de una semana, cuando no se cumple con una dosis semanal, se debe recomenzar el tratamiento y aplicar una vez por semana el número total de dosis correspondientes. (Ministerios de Salud , 2017)

Consideraciones especiales:

La mayoría de las cepas de la bacteria que causa la enfermedad presentan resistencia a la azitromicina, el antibiótico más usado después de la penicilina. El resurgimiento de la sífilis como problema de salud a nivel global responde a la mayor circulación de variantes de *Treponema pallidum* resistentes al algunos de los antibióticos usualmente utilizados. Si bien estas variantes no han mostrado aun ser resistentes a la penicilina si lo son a la azitromicina, la cual suele aplicarse a pacientes que por distintos motivos no pueden ser tratados con la primera. La alergia a la penicilina o la imposibilidad de recibir antibióticos de forma inyectable son alguna de las razones por las que en ocasiones se deben buscar terapias alternativas.

Para las personas alérgicas a la penicilina no embarazadas una alternativa es tetraciclina 2 g/d v/o fraccionados en 4 tomas diarias o doxiciclina 100 mg v/o c/12 horas, durante 14 días. En personas que no toleran la tetraciclina, puede administrarse eritromicina 500 mg c/6 horas v/o por 14 días, aunque es menos eficaz y se han observado fracasos.

En consideración de esta problemática, un grupo de investigadores de diferentes lugares mundo del que formó parte María Pando, investigadora adjunta del CONICET en el Instituto de Investigaciones Biomédicas en Retrovirus y Sida (INBIRS, CONICET-UBA), secuenció el genoma completo de 70 muestras de TPA obtenidas en 13 países diferentes, 52 de las cuales fueron tomadas directamente de pacientes con sífilis entre de 2012 y 2013, mientras las otras fueron colectadas de conejos de laboratorio. El objetivo central fue obtener un perfil de resistencia de las cepas de TPA que circulan en la actualidad alrededor del mundo. Los resultados fueron publicados en la prestigiosa revista Nature Microbiology.

Según María Pando (CONICET), "Lo que se pudo ver en el estudio es que existe una alta frecuencia a nivel global de variantes de TPA que tienen mutaciones de resistencia a algunos de los antibióticos que se usan contra la sífilis actualmente. Se trata de un típico caso de presión de selección: si se tiene una población diversa y se aplica algo que mata a algunos, aquellas variaciones que muestran capacidad de resistencia al antibiótico van a comenzar a aparecer con mayor frecuencia".

Las variantes de TPA que con mayor frecuencia y dispersión geográfica presentan mutaciones de resistencia corresponden al linaje SS14 que, según pudieron determinar los mismos investigadores a partir de una reconstrucción filogenética, divergió del linaje Nichols, que causó miles de casos de sífilis alrededor de 1744.

"Mucho más adelante, a partir de la expansión de los antibióticos a mediados del siglo XX y la consecuente reducción de la incidencia de las enfermedad, se habría producido una gran divergencia interna al interior del linaje SS14, dentro del cual el 90 por ciento de las muestras analizadas presentaron mutaciones asociadas a resistencia a los antibióticos". (CONICET, 2017)

La conclusión del trabajo fue que el grupo de cepas que hoy presentan resistencia a la azitromicina surgió a mediados del siglo XX ante la presión de selección que ejerció justamente la presencia de este antibiótico. Algunas de las muestras cuyo genoma completo fue secuenciado corresponden a pacientes de Argentina, lo que motivó que algunos de los científicos locales que participaron de la investigación como Maria Pando y Lucía Gallo Vaulet y Marcelo Ródriguez de la Facultad de Farmacia y Bioquímica de la UBA, se preocuparan específicamente por caracterizar el perfil de resistencia de las cepas de TPA circulantes en este país.

En contraposición al diagnóstico a nivel global, en Argentina la frecuencia de linaje Nichols es relativamente alta -aproximadamente un 30 por ciento de los casos- lo que implica que haya menor presencia de variaciones de la bacteria que causa la sífilis con mutaciones de resistencia a los antibióticos. Posiblemente esto se debe a que en nuestro país el uso a la azitromicina para tratar la enfermedad es menos frecuente que en Europa.

Según señala la investigadora, si bien en Argentina los casos de sífilis suelen ser tratados con penicilina existen situaciones, además de la presencia de alergia, en las que podría no ser conveniente aplicar dicho antibiótico, por ejemplo los individuos que presenten lesiones o transformaciones del cuerpo que impidan la aplicación por vía inyectable. Esta situación es común de observar en las mujeres trans que se han colocado siliconas Este no es un dato de menor importancia si se tiene en cuenta que más de la mitad de las mujeres trans presentan un diagnóstico compatible con sífilis", comenta la investigadora.

De esta manera, el estudio a nivel molecular de las cepas del TPA circulantes en la actualidad se vuelve relevante clínicamente tanto a nivel internacional como local.

3. Marco teórico II

3.1 Prevención de la transmisión materno-infantil de la sífilis Congénita

Aunque hace décadas que tiene cura, la sífilis congénita sigue siendo un problema de salud pública. De acuerdo a los datos del ministerio de Salud Bonaerense del 2017, sobre una muestra de 86.118 mujeres estudiadas con al menos una prueba diagnóstica, se detectaron 3 casos cada 100 embarazadas, un total de 2.670 afectadas.

Frente a este panorama, la cartera sanitaria provincial publicó un documento sobre la utilización de la penicilina benzatínica como tratamiento para la prevención de la sífilis congénita en el primer nivel de atención de la salud es decir, en los centros de salud municipales. El trabajo cuenta con el apoyo de la Organización Panamericana de la Salud/Organización Mundial de la Salud (OPS/OMS) y los equipos de salud.

El documento realizado por la cartera sanitaria bonaerense está destinado a equipos profesionales, instituciones y programas como apoyo técnico. Contiene recomendaciones para el uso de penicilina benzatínica en mujeres embarazadas en el primer nivel de atención en la provincia de Buenos Aires, a partir del análisis de la información sobre la seguridad del uso de penicilina en estos servicios. "Allí también se ofrece un cuestionario simple que se le hace a la embarazada, para valorar el riesgo de reacciones alérgicas severas a penicilina y decidir el tratamiento a la brevedad", explicó, Adriana Durán responsable de la dirección de Programas Sanitarios del ministerio de Salud bonaerense.

"Las pruebas para el diagnóstico de sífilis son simples y de bajo costo. Si se diagnostica y trata en forma temprana se pueden prevenir consecuencias severas como abortos, muerte fetal y discapacidades en los recién nacidos", explicó la ministra de Salud provincial, Zulma Ortiz. (Ministerio de Salud A. , 2017)

Dentro de las múltiples causas por las cuales la embarazada no recibe tratamiento adecuado para sífilis, uno de los problemas más destacados, fue las dificultades para la aplicación de penicilina benzatínica en el primer nivel de atención (CAPS). En la actualidad la mayoría de los tratamientos con penicilina parenteral en esos distritos son derivados a los Hospitales. Esta derivación sistemática se apoya fundamentalmente en una sobrestimación del riesgo de alergias severas a penicilina y a la inadecuada indicación de realización de "tests de alergia" previo a la administración del tratamiento con la indicación de aplicarla en el segundo nivel. La justificación es que el primer nivel de atención no posee las capacidades para afrontar las eventuales complicaciones de tipo anafilácticas que puede presentar una paciente alérgica. (Ministerios de Salud , 2017)

Un estudio de revisión sistemática sobre la seguridad del uso de penicilina benzatínica en mujeres embarazadas, incluyó en el análisis de 1.244 mujeres y sólo una reporto rash. Ninguna sufrió anafilaxis. Luego del análisis de riesgo los autores concluyen que aún con las limitaciones del estudio, la incidencia de eventos adversos serios relacionados a penicilina en mujeres embarazadas es muy baja y el riesgo de muerte relacionada con el tratamiento es virtualmente cero. (Ministerios de Salud , 2017)

Profesionales de varios distritos del Conurbano, participaron de una jornada de análisis de situación y fortalecimiento de circuitos asistenciales para la prevención de la transmisión vertical de VIH y Sífilis, organizada el ministerio de Salud de la Provincia, con apoyo de OPS y UNICEF.

La comunidad mundial se ha comprometido a eliminar la transmisión materno-infantil del VIH y la sífilis como problema de salud pública y OPS/OMS ha establecido como meta, alcanzar menos de 50 casos de sífilis congénita por 100.000 nacidos vivos, para el año 2030.

Para alcanzar estas metas, debe llegarse a una cobertura de atención prenatal (al menos una consulta) igual o superior al 95% y debe tratarse el 95% o más de las embarazadas con sífilis. (Ministerio de Salud A. , 2017)

3.2 Principales estrategias de prevención de la Sífilis

Los objetivos de la prevención y atención de las ETS son reducir la prevalencia e interrumpir su transmisión, acortando la duración de la infección y previniendo el desarrollo de complicaciones en las personas infectadas. La prevención primaria, que abarca a toda la comunidad, reduce la infección y la enfermedad resultante. Puede promoverse a través de la educación para la salud, y engloba prácticas como el comportamiento sexual más seguro, incluidos el uso del preservativo y la abstención sexual. Los mensajes de la prevención primaria conciernen tanto a la Sífilis como a otras ETS. La prevención secundaria entraña el tratamiento de las personas infectadas. Con excepción del VIH y de las ETS víricas, el tratamiento cura la enfermedad e interrumpe la cadena de transmisión haciendo que el paciente deje de ser infeccioso.

La sífilis produce úlceras, por las cuales se transmite fundamentalmente mediante el contacto con la piel infectada. Por ello, el uso correcto y consistente del condón reduce el riesgo de contraer sífilis solamente si el área infectada o el área de posible contacto está cubierta por el condón (CDC, 2014)

Una revisión sistemática sobre la efectividad del uso sistemático del condón para prevenir la infección por sífilis, encontró una reducción del riesgo de sífilis variable, entre 11 y 100%, siendo del 61% en el estudio de mayor calidad (Koss CA, 2009)

Entre las directrices de prevención y tratamiento del VIH y otras ETS para hombres que tiene relaciones con hombres y personas transgénero de la OMS del año 2011, se recomienda altamente ofrecer exámenes serológicos periódicos para detectar las infecciones asintomáticas de sífilis en estos grupos poblacionales.

La notificación y el tratamiento de las parejas de las personas con sífilis activa, son otro de los pilares en la prevención y control de la sífilis, no sólo por sus beneficios individuales en la salud de la pareja sino por su contribución a evitar la reinfección.

La prevención y el control de las ETS deben ser un componente esencial de los servicios de salud sexual y reproductiva, si se desea contribuir al logro de los Objetivos de Desarrollo del Milenio y responder al llamamiento en favor de una mejor salud sexual y reproductiva conforme a lo definido en el programa de acción de la Conferencia Internacional sobre la Población y el Desarrollo de las Naciones Unidas (El Cairo, 1994).

La Estrategia mundial de prevención y control de las infecciones de transmisión sexual 2006–2015 abarca dos componentes: técnico y sensibilizador. El primero se ocupa de los métodos de promoción de un comportamiento sexual sano, la protección mediante métodos de barrera, la atención eficaz y accesible para las ETS, y la mejora de la vigilancia y la evaluación de los programas de control de las ETS. Se describen los pasos que deben tomarse con miras a desarrollar la capacidad de los sistemas de salud para implementar los programas. Se hace hincapié en un enfoque de salud pública basado en pruebas científicas sólidas y en el costo-eficacia. La estrategia aboga resueltamente por expandir de forma más generalizada la prestación de atención de calidad contra las ETS en el ámbito de la atención primaria, los servicios de salud sexual y reproductiva y los servicios que proporcionan tratamiento contra el VIH. Se resaltan las oportunidades para aumentar la cobertura colaborando con otros sectores del gobierno, así como con organizaciones comunitarias y proveedores privados. Las ETS afectan sobre todo a poblaciones marginadas que tienen problemas especiales para acceder a los servicios de atención de salud. Garantizar el nivel de apoyo necesario para alcanzar a esos grupos con intervenciones eficaces constituye un arduo reto, pero los beneficios para la salud pública son sustanciales. El componente de sensibilización ofrece asesoramiento a los gestores de programas acerca de las estrategias de movilización del compromiso político de alto nivel que debe sentar las bases para articular una respuesta acelerada. Las oportunidades de desarrollo de métodos innovadores para la prevención, la atención y la vigilancia de las infecciones de transmisión sexual se traducirán en avances tecnológicos en materia de diagnóstico, tratamiento y métodos de barrera. (OMS, 2007)

Pruebas de diagnóstico rápido:

• Las nuevas pruebas de detección del treponema en el punto de atención permiten llevar a cabo la detección de la sífilis en el servicio de atención periférica y proporcionar tratamiento de inmediato.

• Las pruebas de amplificación de ácidos nucleicos pueden utilizarse para observar las tendencias de la infección y orientar la adaptación de los protocolos de tratamiento. Algunas de las pruebas pueden utilizarse en muestras fáciles de recoger, como la orina o los frotis vaginales auto-administrados.

Agentes terapéutico:

• Algunos medicamentos, por ejemplo el ciprofloxacino, en los casos en que es eficaz, y el aciclovir, (en el caso de otras ETS) se están abaratando. Otros, como la azitromicina y la cefixima, que tienen la ventaja añadida de administrarse en una sola dosis, se abaratarán cuando caduquen sus patentes y se instauren estrategias de adquisición para comprarlos a granel. Las penicilinas han mantenido su eficacia en el tratamiento de la sífilis temprana y pueden administrarse en una sola dosis, aunque por inyección. (OMS, 2007)

Medidas de salud pública para la prevención y la atención de las ETS:

Puede conseguirse una prevención y una atención eficaces utilizando una combinación de respuestas. Se deberían ampliar los servicios de prevención y tratamiento para las personas con infecciones de transmisión sexual y se debería adoptar un conjunto de medidas de salud pública que incluya los siguientes elementos:

• Promoción de un comportamiento sexual más seguro;

• Promoción de un comportamiento de recurso rápido a la atención sanitaria;

• Aplicación de actividades de prevención y atención en todos los programas de atención primaria, incluidos los de salud sexual y reproductiva y los programas contra el VIH. Se han documentado en algunos países programas integrados costo-eficaces que han dado buenos resultados en la lucha contra las infecciones de transmisión sexual, el VIH y la tuberculosis. La atención suele ser prestada por los mismos proveedores que ya actúan en el nivel de atención primaria. Este método es, además de atractivo, más barato tanto para el usuario como para el sistema de salud;

• Un enfoque integral del tratamiento de los casos de infección de transmisión sexual que abarque lo siguiente:

– Identificación del síndrome de infección de transmisión sexual;

–Tratamiento antimicrobiano apropiado del síndrome;

– Educación y asesoramiento sobre las maneras de evitar y reducir el riesgo de infección por agentes patógenos de transmisión sexual, incluida el VIH;

– Promoción del uso correcto y sistemático de preservativos;

– Notificación a las parejas sexuales

3.3 Uso Sistemático del preservativo

El uso los condones o preservativos, ha desempeñado un papel fundamental en la prevención de la transmisión de las ETS desde los comienzos de la epidemia de HIV. En los últimos años, la evidencia sobre la efectividad de su eso consistente (en todas las relaciones sexuales) se ha incrementado.

Los preservativos masculino y femenino son los únicos dispositivos que reducen la transmisión del VIH y otras infecciones de transmisión sexual (ITS) y que previenen los embarazos no deseados. (ONUSIDA, 2015)

Un análisis estimó que el preservativo había evitado en torno a 50 millones de nuevas infecciones por el VIH desde el inicio de la epidemia de VIH. Para 2015 se esperaba que hubiera 27 000 millones de preservativos disponibles en todo el mundo a través del sector público y privado que proporcionarán unos 225 millones de años-pareja de protección frente a embarazos no deseados. (ONUSIDA, 2015).

Un número de factores, incluyendo factores individuales, familiares, socio-demográficos, de actitud, educación, de relación y factores relacionados con los pares, tienen influencia en el uso del preservativo. Sin embargo, la falta de uso del preservativo por los adolescentes está asociada con la percepción de que los condones pueden reducir el placer sexual y/o que las parejas desaprueben el uso del mismo.

En las recomendaciones de las OMS de prevención y tratamiento del VIH, Sífilis del año 2011, se analizó la evidencia disponible sobre la efectividad del uso consistente del preservativo en poblaciones de riesgo como hombres que tienen sexo con hombres, trabajadoras sexuales y personas transgénero, encontrándose una reducción del riesgo de transmisión de VIH del 64% (riesgo relativo [RR] 0,36; IC 95% 0,20-0,67) y del riesgo de transmisión de otras ETS del 42% (RR 0,58; IC 95%: 0,54-0,62).

Además, en estas poblaciones, las investigaciones operativas indican la importancia del uso de lubricantes con base de agua y silicona para que los condones funcionen correctamente durante el coito anal (Stone E, 1999). Asegurar el acceso a preservativos y lubricantes para las poblaciones de mayor riesgo es una de las estrategias priorizadas por ONUSIDA como parte de una estrategia de prevención combinada del VIH y otras ETS. El uso del preservativo en contextos de bajos recursos es más probable cuando las personas pueden acceder a ellos de manera gratuita o a precios bajos.

Los programas de incentivo del uso del preservativo deben abordar el estigma y los factores socioculturales y de género, que dificultan el acceso y el uso eficaz del preservativo. Deberán también adaptarse a las personas con un mayor riesgo de infectarse con Sífilis u otras ETS o tener un embarazo no deseado, entre ellos incluiremos a jóvenes, a profesionales del sexo y sus clientes, a usuarios de drogas inyectables y hombres que tienen relaciones sexuales con hombres. Por otro lado, muchas jóvenes y niñas, especialmente las que mantienen relaciones largas, no tienen el poder ni la capacidad de negociar el uso del preservativo, ya que muchos hombres se resisten a utilizarlo. En las relaciones, el uso del preservativo puede ser considerado una falta de confianza o de intimidad.

Según datos aportados la AHF Argentina, se estima que sólo el 14,5 por ciento de las personas "utiliza siempre el preservativo", mientras que el 65 por ciento lo usa "en algunas oportunidades" y el 20,5 por ciento "no lo usa nunca". Según el Boletín de diciembre 2016, el número oficial de preservativos gratuitos distribuidos en todo el país fue de 30.756.992. Con el fin de promover el correcto uso del preservativo, los especialistas destacan una serie de puntos, como:

- ✓ Revisar la fecha de vencimiento del preservativo
- ✓ Usarlo desde el comienzo de la relación sexual
- ✓ Abrir el sobre con cuidado para que no se rompa el preservativo
- ✓ No utilizar elementos cortantes ni abrirlo con los dientes
- ✓ Apretar la punta del preservativo para sacar el aire antes de apoyarlo en el pene erecto porque, si queda inflada, se puede romper durante la relación
- ✓ Desenrollarlo hasta la base del pene, cuidando que no quede inflada la punta
- ✓ No usar vaselina, aceite o crema de manos porque éstos pueden dañar el preservativo
- ✓ Usar lubricantes "al agua" que se venden en las farmacias y están disponibles en los hospitales y centros de salud del país y son recomendables sobre todo para sexo anal
- ✓ Luego de la eyaculación, retirar el preservativo con el pene todavía erecto. Tener cuidado de que no se derrame el semen
- ✓ El preservativo debe ser usado una sola vez.
- ✓ Tirarlo a la basura, no al inodoro.

Vale decir que sigue siendo fundamental que desde el gobierno, la comunidad médica y la sociedad civil se refuercen aún más las campañas de concientización, educación y difusión sobre la prevención con el uso del preservativo, para fomentar un comportamiento sexual más seguro.

CAPITULO II

4. Epidemiologia

La sífilis, a pesar de ser una enfermedad conocida desde hace más de 500 años, mantiene en la actualidad su importancia, desde el punto de vista de la salud pública.
La mayoría de los casos se da en los países de ingresos bajos y medios, donde la infección es endémica y las infecciones congénitas no son infrecuentes.
Los programas de cribado de la OMS, redujeron considerablemente los índices de sífilis materna e infantil en más de un tercio, mientras que la sífilis congénita ha sido eliminada en al menos una nación (Cuba).
Contrariamente, en los países de ingresos más elevados, la infección por Sífilis es común y ocurre de manera desmedida en personas de sectores marginales de la sociedad, como los que viven en la pobreza, con acceso deficiente a la atención de la salud, o las minorías raciales, étnicas y sexuales.
Por otro lado en los países de altos ingreso, la Sífilis se transmite principalmente dentro de estrechas redes sexuales y sociales, una característica que permite observar que aunque la enfermedad es relativamente poco frecuente, más del 15-20% de los casos de sífilis diagnosticados anualmente en realidad tuvieron un diagnóstico anterior.
Contrariamente con la epidemia observada en EE.UU. durante la década de 1990, que afecto en gran medida a personas heterosexuales, asociada a una epidemia coincidente con el consumo de crack- cocaína, el resurgimiento actual en Europa occidental y las Américas ha afectado en forma desproporcionada a los hombres que tienen sexo con hombres, y ha estado estrechamente vinculada a la infección por el VIH.
Este rasgo de resurgimiento periódico de la sífilis ocurre en períodos de 10 a 15 años y ha sido conferido a la falta de continuidad de las medidas de control, al cambio en las conductas de riesgo (como lo son el consumo de cocaína-crack) y a nivel de la población, al crecimiento y disminución de la Inmunidad parcial a la infección del huésped.
Epidemiológicamente, la Sífilis está estrechamente asociada a la infección por el VIH, ya que las úlceras genitales sifilíticas están inmensamente infiltradas con linfocitos (las principales células objetivo de la infección por el VIH) y así proporcionan una puerta de entrada tanto para la infección por VIH como para su transmisión a otros.
Por otra parte, los investigadores han sugerido que en las personas con VIH, las manifestaciones de sífilis o la respuesta al tratamiento de la enfermedad podrían ser diferentes como resultado del efecto del VIH en la inmunidad del huésped. Sin embargo, luego de análisis pertinentes se llegó a la conclusión de que las diferencias no suelen ser estadísticamente significativas, reafirmando la variabilidad sustancial de las manifestaciones sifilíticas.
Por otra parte, después del diagnóstico de Sífilis, los pacientes que reciben tratamiento para el VIH podrían ser estudiados en profundidad y seguidos con mayor regularidad, lo que podría introducir un sesgo que favorecería la variabilidad de la presentación de la Sífilis y la respuesta a la terapia entre personas co-infectadas con el VIH.
Ya que la Sífilis es una enfermedad infecciosa crónica, que puede causar morbilidad a lo largo de los años, la infección es transmisible a otros (con excepción de la infección congénita), solo
Durante los primeros años de la infección y esto ha llevado a que las medidas de control se centren en las etapas primaria, secundaria y latente temprana, algunas veces llamada Sífilis infecciosa. Luego de 2-3 años de infección no tratada, la transmisión es menos frecuente y la

atención principal se enfoca en la morbilidad individual, incluida la neurosífilis tardía, la sífilis cardiovascular y las infecciones gomatosas.

En Argentina se registró un aumento de los casos de sífilis, según los últimos datos del Boletín Epidemiológico del Ministerio de Salud, que mostró que en Buenos Aires, la provincia más poblada del país, el incremento fue casi de 30% entre 2015 y 2016, por lo que profesionales de la salud advierten sobre la disminución del uso de preservativos en las relaciones sexuales y precisaron que las tasas más altas de contagio se dan en jóvenes, homosexuales y trans.
Según el boletín, la Ciudad de Buenos Aires pasó de 1.898 casos en 2015 a 1.967 en 2016 (aumento de 4,6%); mientras en la provincia de Buenos Aires la suba fue de 28% (de 2.739 a 3.769); en Córdoba de 19% (981 a 1.210), en Santa Fe de 15% (937 a 1095); Mendoza de 55% (142 a 315); Chubut de 58% (57 a 135) y La Pampa de 80% (24 a 117).
Así también algunas provincias registraron bajas anuales, tal como Entre Ríos, que pasó de 263 casos a 259; Corrientes de 292 a 122; Chaco de 684 a 450 o Misiones de 553 a 361.
Según datos recogidos, 2015, en el Hospital Posadas se registraron 112 casos de sífilis, 44 en embarazadas y 20 de bebés nacidos con sífilis congénita, mientras que en 2016 los casos totales aumentaron a 183, las embarazadas fueron 62 y los bebés 32.

A continuación nos enfocaremos en las prevalencias de la enfermedad en los últimos siete años, partiendo del año 2011, año a año averiguaremos la situación, analizando la evolución o involución en la Ciudad de Buenos Aires de los casos de sífilis notificados hasta la actualidad.

Cuadro N°4: Población total de la Ciudad de Buenos Aires:

Provincia	Año	tal población		
Buenos Aires	2010	15625084		
Ciudad de Buenos Aires	2010	2890151		

Datos: Censo 2010, Argentina, Provincia de Buenos Aires

Casos de sífilis temprana y sin especificar confirmados en la Provincia y en la Ciudad de Buenos Aires, datos obtenidos de:

- 29/12/2011 Boletín integrado de vigilancia SE51- N102
- 31/12/2012 Boletín integrado de vigilancia SE52- N152
- 27/12/2013 Boletín integrado de vigilancia SE49- N199
- 30/12/2014 Boletín Integrado de Vigilancia SE53- N240
- 09/11/2015 Boletín Integrado de Vigilancia SE51- N290
- 29/12/2016 Boletín Integrado de Vigilancia SE51- N340
- 26/12/2017 Boletín Integrado de Vigilancia SE51- N391
- 28/09/2018 Boletín Integrado de Vigilancia SE23- N411

Cuadro N°5: Sífilis Temprana y sin especificar en Mujeres:

Casos confirmados	2011	2012	2013	2014	2015	2016	2017	2018
CABA	732	910	934	625	299	94	280	72
Buenos Aires	1092	1062	1086	1771	937	677	698	141
total de la población	18515235	18515235	18515235	18515235	18515235	18515235	18515235	18515235

Cuadro N°6: Sífilis Temprana sin especificar en Hombres:

Casos Confirmados	2011	2012	2013	2014	2015	2016	2017	2018
CABA	732	910	934	625	152	120	214	56
Buenos Aires	1092	1062	1086	1771	614	501	483	80
Total de la poblacion	18515235	18515235	18515235	18515235	18515235	18515235	18515235	18515235

Cuadro N°7: Sífilis Congénita, por cada 1000 nacidos vivos

Años	2011	2012	2013	2014	2015	2016	2017	2018
CABA	15	51	48	75	70	54	58	17
Buenos Aires	98	196	145	251	315	410	450	124
Total confirmados	113	246	193	326	385	464	508	141
total de nacido vivos	1000	1000	1000	1000	1000	1000	1000	1000

Prevalencia Mujeres: número de casos de la misma enfermedad en una población y en un momento dado.

(P= [N° de personas con la enfermedad]/ [N° total de población en estudio])

Prevalencia porcentual 2011: $[(1824/18515235)]*100 = 0,09\%$

Prevalencia porcentual 2012: $[(1972/18515235)]*100 = 0,11\%$

Prevalencia porcentual 2013: $[(2020/18515235)]*100 = 0,11\%$

Prevalencia porcentual 2014: $[(2396/18515235)]*100 = 0,13\%$

Prevalencia porcentual 2015: $[(1236/18515235)]*100 = 0,07\%$

Prevalencia porcentual 2016: $[(771/18515235)]*100 = 0,04\%$

Prevalencia porcentual 2017: [(978/18515235)]*100 = 0,05%

Prevalencia porcentual 2018: [(213/18515235)]*100 = 0,01%

Cuadro N°8: porcentaje de prevalencia Porcentual en Mujeres

Año	2011	2012	2013	2014	2015	2016	2017	2018
Prevalencia Porcentual	0,09%	0,11%	0,11%	0,13%	0,07%	0,04%	0,05%	0,01%

Prevalencia Hombres: número de casos de la misma enfermedad en una población y en un momento dado.

(P= [N° de personas con la enfermedad]/ [N° total de población en estudio])

Prevalencia porcentual 2011: [(1824/18515235)]*100 = 0,098%

Prevalencia porcentual 2012: [(1972/18515235)]*100 = 0,11%

Prevalencia porcentual 2013: [(2020/18515235)]*100 = 0,11%

Prevalencia porcentual 2014: [(2396/18515235)]*100 = 0,13%

Prevalencia porcentual 2015: [(766/18515235)]*100 = 0,04%

Prevalencia porcentual 2016: [(621/18515235)]*100 = 0,03%

Prevalencia porcentual 2017: [(697/18515235)]*100 = 0,03%

Prevalencia porcentual 2018: [(136/18515235)]*100 = 0,01%

Cuadro N°9: Prevalencia porcentual en Hombres

Año	2011	2012	2013	2014	2015	2016	2017	2018
Prevalencia Porcentual	0,09%	0,11%	0,11%	0,13%	0,04%	0,03%	0,03%	0,01%

Cuadro N°10: Prevalencia porcentual Sífilis Congénita

Año	2011	2012	2013	2014	2015	2016	2017	2018
Prevalencia Porcentual	0,11%	0,24%	0,19%	0,32%	0,38%	0,46%	0,50%	0,14%

Gráfico 1: de Prevalencia en Mujeres

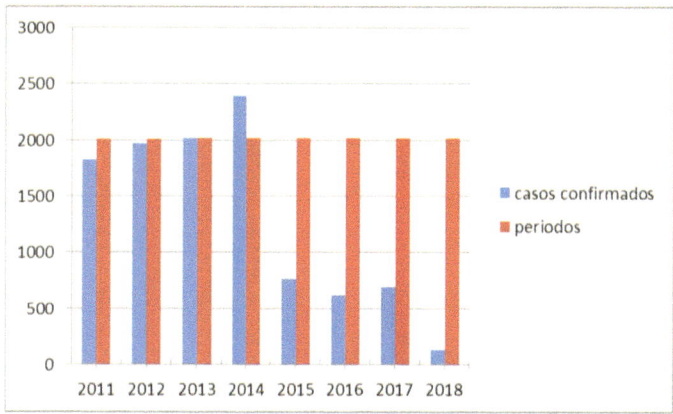

Se puede observar en el grafico un aumento significativo en la cifra de casos confirmados desde el periodo de 2011 al 2014, a partir del cual los valores de las prevalencias se mantienen relativamente constantes, haciendo una salvedad al año 2018, debido a que el boletín integrado de vigilancia no ha llegado a sus valores finales que se obtendrían en el mes de diciembre.

Gráfico 2: de Prevalencia en Hombres

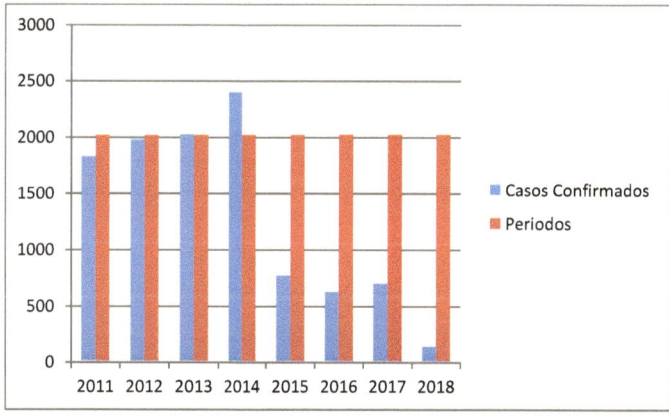

Se observan en estos periodos de tiempo que los valores de las prevalencias se mantienen relativamente constantes, haciendo una salvedad al año 2018, debido a que el boletín integrado de vigilancia no ha llegado a sus valores finales que se obtendrían en el mes de diciembre

31

Grafico N°3: Prevalencia Sífilis Congénita

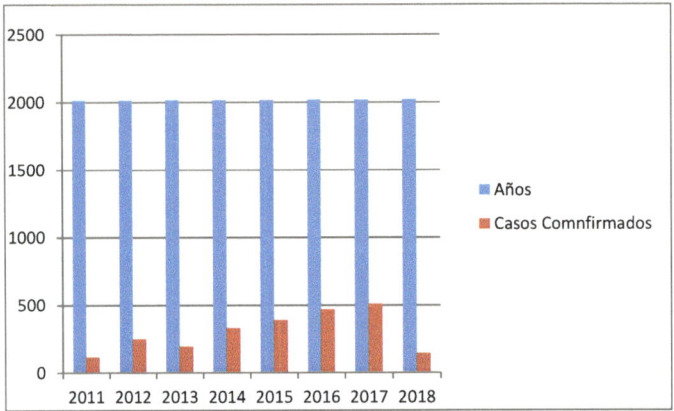

Se Observan periodos a partir del año 2013 de constante crecimiento en los casos confirmados, haciendo una salvedad al año 2018, debido a que el boletín integrado de vigilancia no ha llegado a sus valores finales que se obtendrían en el mes de diciembre.

Como se informa:

Vigilancia clínica – C2-SIVILA

La vigilancia clínica es la estrategia de notificación de casos sospechosos que tiene como fuente de datos la planilla de consulta del médico y/o los registros de internación en cada uno de los efectores de salud de los distintos niveles de atención. (Primer nivel, segundo nivel y especializados) y de los tres subsectores de salud (públicos, privados y de la seguridad social).

Se informará en el SNVS, módulo C2, en el establecimiento donde las personas fueron atendidas por primera vez y se sospechó el evento (en los casos sintomáticos) o en los que se recibió el resultado de laboratorio (en las infecciones asintomáticas sólo identificadas por estudios de laboratorio).

Se notificarán sólo en la primera consulta como caso sospechoso, probable o confirmado (según corresponda). Las consultas ulteriores no volverán a notificarse como casos.

Los objetivos generales de esta estrategia de vigilancia para las ITS son:

• Conocer la distribución espacial, temporal y poblacional de los eventos vinculados a los diversos síndromes.

• Permitir la detección oportuna de cambios en la frecuencia y distribución de los eventos bajo vigilancia en los diferentes subgrupos poblacionales: hombres, mujeres y grupos más vulnerables como trabajadoras sexuales, hombres que tienen sexo con hombres, etc. 3. Definiciones y clasificaciones de casos por estrategia de vigilancia NOVIEMBRE 2014 9

• Lograr información oportuna y pertinente para que los equipos de salud de las diferentes instancias del sistema de salud puedan planificar estrategias sanitarias para la prevención y atención de las ITS, tales como la orientación de las medidas preventivas y la compra de insumos sanitarios, entre otras. Eventos a notificar:

I- Sífilis

a) Sífilis temprana en varones

b) Sífilis temprana en mujeres (excluye embarazadas)

c) Sífilis sin especificar en varones

d) Sífilis sin especificar en mujeres

e) Sífilis en embarazad das

f) Sífilis congénita

(Ministerio de Salud d. , Vigilancia epidemiológica de las ETS)

Cuadro N°11: Resumen

ITS	Evento a vigilar por C2	Definición de caso
Sífilis	Sífilis temprana en varones	Todo varón, mayor de 18 meses, que presente uno o más de los siguientes signos o síntomas: úlcera indurada no dolorosa en pene, escroto, mucosa perianal o en cavidad oral con adenopatía/s satélite/s; lesiones compatibles en tronco, miembros superiores e inferiores (especialmente en palmas y plantas) y/o mucosas y/o en faneras con o sin pruebas de laboratorio específicas.
	Sífilis temprana en mujeres (excluye embarazadas)	Toda mujer no embarazada, mayor de 18 meses, que presente uno o más de los siguientes signos o síntomas: úlcera indurada no dolorosa en región genital, mucosa perianal con adenopatía/s satélite/s o en cavidad oral; lesiones compatibles en tronco, miembros superiores e inferiores (especialmente en palmas y plantas) y/o mucosas, y/o en faneras con o sin pruebas de laboratorio específicas.
	Sífilis sin especificar en varones.	Todo varón asintomático, mayor de 18 meses, que presente pruebas no treponémicas reactivas (VDRL/USR/RPR)
	Sífilis sin especificar en mujeres.	Toda mujer asintomática no embarazada, mayor de 18 meses, que presente pruebas no treponémicas reactivas (VDRL/USR/RPR).
	Sífilis en embarazadas	Toda mujer embarazada que presente uno o más de los siguientes signos o síntomas: úlcera indurada no dolorosa en región genital, mucosa perianal con adenopatía/s satélite/s o en cavidad oral; lesiones compatibles en tronco, miembros superiores e inferiores (especialmente en palmas y plantas) y/o mucosas, y/o en faneras o algún resultado de laboratorio con prueba no treponémica reactiva (caso probable) o treponémica positiva (caso confirmado)

ITS	Evento a vigilar por C2	Definición de caso
	Sífilis congénita	Todo recién nacido, aborto o mortinato cuya madre tuvo sífilis no tratada o fue inadecuadamente tratada o sin constancia de tratamiento, independientemente de la presencia de signos, síntomas o resultados de laboratorio; o todo recién nacido con evidencia clínica de sífilis congénita(*); o todo recién nacido con resultados de laboratorio compatibles con infección sifilítica (independientemente del tipo de tratamiento que recibió la madre durante el embarazo)

5. Conclusión

A pesar de todos los avances de la ciencia que se lograron durante los últimos años sobre esta enfermedad, como nuevos test de diagnósticos ultrasensibles (PCR) y demás medidas profilácticas eficaces, como el uso del preservativo, la sífilis como ETS sigue siendo un grave problema en la salud pública de nuestro país.

En los periodos estudiados 2011-2018 hemos podido verificar el aumento significativo en los casos de Sífilis. Se puede concluir a través de los datos recopilados que los comportamientos de riesgo para la infección de Sífilis, como lo son las múltiples parejas sexuales, ya sean del tipo heterosexual u homosexual, incluidas las parejas ocasionales y en algunos casos comerciales, sumadas al bajo uso del preservativo, juegan un papel fundamental en el aumento de la prevalencia de dicha enfermedad.

Las tasas de sífilis tanto en hombres como en mujeres son más altas en el grupo de 18 a 24 años de edad y aumentaron dramáticamente durante 2011-2017, sobre todo en los hombres que tienen relaciones sexuales con otros hombres. Esto se relaciona con prácticas sexuales anales sin protección, generalmente propiciadas por el ámbito ocasional y transitorio en el que se desarrollan.

Está comprobado que la única forma de disminuir el riesgo de contraer sífilis es a través del uso del preservativo de forma correcta y consistente. La falta del uso generalmente está asociada con la percepción de que los preservativos pueden reducir el placer sexual y/o que las parejas desaprueben el uso del mismo. El alto el número de personas que no se cuida y el incremento del número de contactos con diferentes parejas, incide en el aumento de la enfermedad. Es de notar que es mucho más transmisible que el SIDA (casi 200 veces), y se puede adquirir por un contacto oral, sin necesidad de un vínculo más profundo. Por otro lado se ha demostrado que los programas de distribución generalizada y la mayor disponibilidad de preservativos aumentan significativamente su uso.

Por otro lado podemos concluir que el conocimiento de la Sífilis y otras ETS, el consumo de alcohol y drogas y las variables relacionadas con el estigma y la discriminación no se asocian con el uso consistente del preservativo. Pudimos observar, que la Sífilis en nuestra sociedad actúa como un marcador de la falta de uso del preservativo. Donde hay personas informadas que deciden tener sexo sin protección, debido a que perdieron en parte, el miedo al VIH con las medicaciones más eficaces y menos tóxicas, en comparación con el temor que existía en la década de 1990, por lo tanto predisponiéndolas al contagio de Sífilis y otras ETS. Debemos destacar la importancia de admitir que cada vez hay más dificultades para que las personas los utilicen, más allá de cuestiones históricas que no se logran erradicar del todo, asociada a prejuicios sobre su uso, al machismo y a contextos de violencia.

Podemos destacar a favor de las campañas de promoción del uso del preservativo, que actualmente relacionan el uso del preservativo a una sensibilidad y sensualidad mejoradas, y por lo tanto, a una experiencia más positiva como factor de motivación.

En cuanto al aumento de Sífilis Congénita en los periodos estudiados, podemos concluir que dentro de las múltiples causas por las cuales la embarazada no recibe tratamiento adecuado, fue la dificultad para la aplicación de penicilina benzatínica en el primer nivel de atención (CAPS) debido, fundamentalmente, a una sobrestimación del riesgo de alergias severas a la penicilina y a la inadecuada indicación para realizar los test de alergia previos al tratamiento. Desde el Ministerios de Salud tanto Nacional como Provincial, se crearon estrategias para reforzar las acciones y concretar avances en la iniciativa de eliminación de sífilis congénita, sumada al análisis de la información sobre la seguridad del uso de penicilina en el primer nivel de atención. Con los datos obtenidos del análisis de riesgo los autores concluyen que aún con las limitaciones del estudio, la incidencia de eventos adversos serios relacionados a penicilina en mujeres embarazadas es muy baja y el riesgo de muerte relacionada con el tratamiento es casi nulo.

Finalmente podemos concluir que todas las campañas son buenas y sirven para instalar el tema, pero no alcanzan para que una persona cambie sus hábitos, por lo que hay que complementar con un trabajo más directo, de campo, cara a cara con la población. Es de suma importancia la repetición continua de las campañas. Personalmente creo que medidas que como la educación sexual en las escuelas de manera obligatoria, sería un gran avance en materia de prevención de las ETS.   Por otro lado la concientización para la comunidad constituye el pilar fundamental en diagnóstico y prevención.

La fomentación de estos dos factores influirá directamente en la disminución de casos. El incremento de los casos en el periodo estudiado (2011 – 2018) posiblemente tenga relación con la deficiencia en dichos pilares fundamentales **"educación y concientización"**.

Bibliografía

(OPS/OMS) ARGENTINA, O. (27 de Abril de 2017). Obtenido de
https://www.paho.org/arg/index.php?option=com_content&view=article&id=10116:nuevo-documento-sobre-el-uso-de-penicilina-para-prevenir-la-sifilis-congenita-&Itemid=268

. Organización Panamericana de la Salud, U. V. (febrero de 2004). *Hoja informativa sobre sífilis congénita*. Obtenido de http:// www.paho.org/Spanish/AD/FCH/ AI/sifilis_cong_hi.pdf.

Americas, c. r. (2016). Obtenido de : http://www.paho.org/hq/index.php?option=com_cont

Armengalo, G. (marzo de 2013). *PMC Biblioteca Nacional de Medicina de EE.UU.* Obtenido de
https://www.ncbi.nlm.nih.gov/pmc/articles/PMC3413456/

CDC. (01 de 2014). *Condoms and STDs: Fact Sheet for*. Obtenido de
http://www.cdc.gov/condomeffectiveness/latex.htm

CONICET. (03 de 2017). *Consejo Nacional de Investigaciones*. Obtenido de
https://www.conicet.gov.ar/la-sifilis-en-la-actualidad/

Hipertextual. (octubre de 2015). *Hipertextual*. Obtenido de https://hipertextual.com/2015/10/sifilis-historia

Invest., J. C. (2011). En L. S. Ho EL, *using modern approaches to understand an* (pág. 121(12)).

Koss CA, D. E. (2009). systematic review of epidemiologic studies. En *systematic review of epidemiologic studies.*

Ministerio de Salud, A. (junio de 2017). *Area de Prensa, Ministerio de Salud*. Obtenido de
http://www.ms.gba.gov.ar/sitios/prensa/salud-creo-un-manual-para-prevenir-la-sifilis-congenita/

Ministerio de Salud, d. (2013.). *Sífilis congénita*. Obtenido de :
http://www.ms.gba.gov.ar/sitios/regionsanitariaen:
http://www.ms.gba.gov.ar/sitios/regionsanitaria2/files/2012/09/Sifilis-congenita-2013.pd

Ministerio de Salud, d. (s.f.). *Vigilancia epidemiológica de las ETS*. Obtenido de
http://www.msal.gob.ar/images/stories/bes/graficos/0000000585cnt-2014-12_Guia-ITS.pdf

Ministerio de Salud, P. d. (2008). *Ministerio de Salud, Presidencia de la Nación*. Obtenido de Guía
sífilis en la embarazada: http://www.msal.gov.ar/sida/investigaciones.html

Ministerios de Salud , d. (mayo de 2017). *Dirección Provincial de Programas Sanitarios*. Obtenido de
Dirección VIH-sida/ITS: https://www.paho.org/arg/images/gallery/PenicilinaFinal.pdf?ua=1

OMS, E. M. (2007). Obtenido de
http://apps.who.int/iris/bitstream/handle/10665/43773/9789243563473_spa.pdf;jsessionid=72
5E959B90B03714EEC2B0452032A0B7?sequence=1

ONUSIDA. (07 de 2015). *ONUSIDA*. Obtenido de
http://www.unaids.org/es/resources/presscentre/featurestories/2015/july/20150702_condoms_prevention

SlideShare. (mayo de 2018). *SlideShare*. Obtenido de /www.slideshare.net/laylahamad94/sfilis-76101856

Stone E, H. P. (1999). *Correlates of condom failure in a sexually active cohort of men who have sex.*

TELAM. (27 de ABRIL de 2017). telam SALUD. *Profesionales alertan por el aumento de sífilis y advierten sobre la falta de cuidado en las relaciones sexuales.*

Valderrama, J. (2005). *OPS, Washington DC.* Obtenido de Eliminación de sífilis congénita America Latina y el Caribe: http://www1.paho.org/Spanish/AD/FCH/AI/EliminaSifilisLAC.pdf.

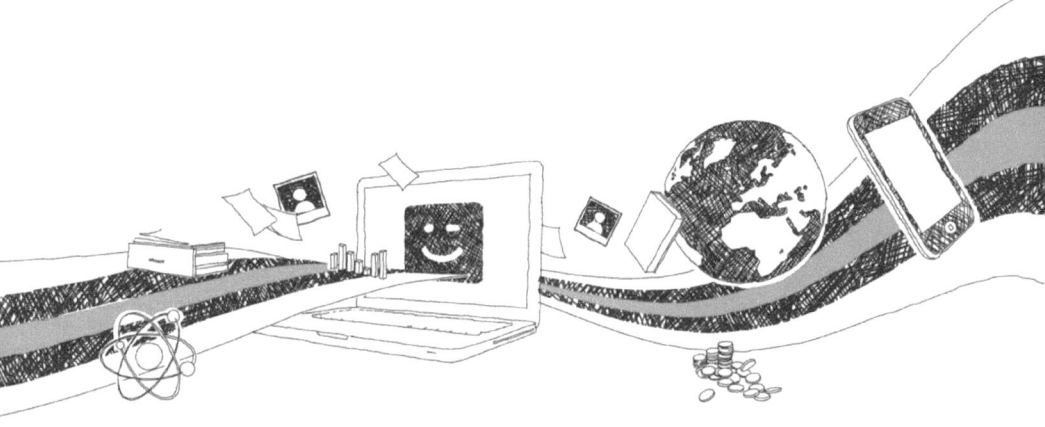
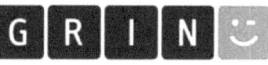